GASTON SALVAT

LE TRAITEMENT

ET LA

GUÉRISON DE LA TUBERCULOSE

PAR

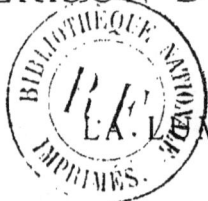

LA LUMIÈRE COLORÉE

MÉMOIRE PRÉSENTÉ A L'ACADÉMIE DES SCIENCES

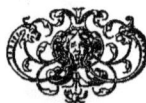

NICE

IMPRIMERIE ET LITHOGRAPHIE MALVANO

1, Rue Garnier, 1

1897

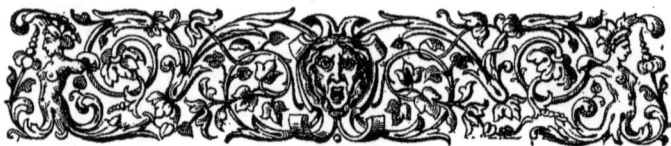

LE TRAITEMENT

ET

LA GUÉRISON DE LA TUBERCULOSE

PAR LA LUMIÈRE COLORÉE

I

Il est admis par la science, que la Tuberculose pulmonaire, chez les personnes ayant la réceptivité de cette maladie, est toujours consécutive à un état d'affaiblissement physiologique important.

Il est admis par la science, que c'est seulement à la faveur de cet affaiblissement préalable du corps humain, que le bacille de Koch peut produire ses ravages.

En attaquant et en détruisant des organes essentiels à la vie, ce bacille ajoute un nouvel affaiblissement à celui qui existait déjà ; et si rien ne l'arrête dans ses destructions, une catastrophe se produit.

Il est donc scientifiquement vrai de dire que, chez les sujets prédisposés, l'état tuberculeux est le résultat de deux affections successives : d'abord une dépression physiologique provenant d'une cause quelconque ; puis, consécutivement à cette dépression, l'action virulente et désorganisatrice d'un micro-organisme : le bacille de Koch.

*
* *

Cette distinction, entre les deux éléments qui concourent à amener l'état tuberculeux, est essentielle. Elle constitue la base vraiment scientifique sur laquelle doit reposer toute étude relative au traitement de la Tuberculose.

En effet, une maladie *complexe* doit être traitée par des moyens *complexes*. S'attaquer à un seul de ses éléments, et donner à l'autre un répit dont il profitera pour s'aggraver, c'est consentir à perdre d'un côté ce que l'on s'efforce de gagner d'un autre côté. De telle sorte qu'à vouloir produire sur un point une amélioration, — d'ailleurs plus apparente que réelle, et qui ne pourra être que momentanée, — on s'exposera infailliblement à voir se produire, sur un autre point, une aggravation irréparable.

Les deux éléments qui amènent l'état tuberculeux — *faiblesse* et *bacille* — sont connexes et solidaires l'un de l'autre, et ils s'aggravent l'un par l'autre. D'une part, en effet, c'est la faiblesse de l'organisme qui permet l'action meurtrière du bacille ; d'autre part, c'est l'action meurtrière du bacille qui ajoute un nouveau contingent de faiblesse à la faiblesse primitive de l'organisme, et met le malade à bout de forces.

Il faut donc livrer bataille aux deux ennemis à la fois, et combattre le mal sur ce double terrain, afin de ne pas lui laisser un refuge où il pourrait se cantonner pour préparer un retour offensif auquel le malade succomberait fatalement.

*
* *

Actuellement, les médecins forment deux écoles relativement au traitement de la Tuberculose pulmonaire.

Les uns, partant de ce fait que le bacille ne peut produire ses ravages que si l'organisme est déjà ébranlé, s'appliquent spécialement à relever cet organisme et à le rendre vigoureux, pour qu'il ait la force de se débarrasser lui-même du bacille. *C'est le traitement par l'hygiène et les reconstituants.*

Les autres, considérant que le bacille est l'agent de la désorganisation des poumons et de la catastrophe qui en résulte ordinairement, déclarent que c'est lui qu'il faut attaquer tout d'abord. Ils s'appliquent donc à l'expulser ou à le détruire, jugeant que l'organisme se relèvera ensuite de lui-même. *C'est le traitement par l'attaque directe du bacille.*

A cette deuxième école se rattachent les méthodes par l'emploi de vaccins ou de sérums dits immunisants.

En d'autres termes, les deux systèmes prennent chacun la maladie par un point opposé. Et l'un et l'autre sont, le plus souvent, inefficaces parce qu'ils ne la combattent pas simultanément et à la fois : — d'ici, *en relevant l'organisme*, pour que celui-ci puisse juguler le bacille; de là, *en jugulant le bacille*, pour que l'organisme puisse être relevé.

*
* *

Et l'on s'explique très bien comment les choses se passent dans l'un et l'autre traitement, et pourquoi ceux-ci aboutissent le plus souvent à des échecs.

En l'état actuel de la science, la Tuberculose pulmonaire, à sa première période, ne peut se diagnostiquer que par la présence du bacille de Koch dans les expectorations. Donc, c'est une maladie insidieuse, trahie seulement par un signe difficilement observable puisqu'il nécessite l'emploi du microscope. On est phtisique sans s'en douter. Le mal fait sournoisement son œuvre. Et lorsque les signes extérieurs caractéristiques de la Tuberculose se manifestent (toux, sueurs, crachements de sang) la maladie est relativement avancée. Ainsi, la faiblesse initiale grâce à laquelle le bacille avait pu commencer ses ravages, s'est déjà compliquée et aggravée de la faiblesse que ces ravages ont eux-mêmes produite. Il en résulte que, là où les reconstituants hygiéniques auraient pu tout d'abord être efficaces, tant que le bacille n'avait pas entrepris ses destructions, ces reconstituants deviennent insuffisants lorsque les destructions ont commencé. Les moyens hygiéniques ne peuvent plus donner au phagocyte défaillant l'énergie suffisante pour avoir raison du bacille. Celui-ci continue ses ravages ; et l'écart entre les *déperditions* qu'il cause et les *récupérations* que peut produire l'hygiène ne cesse d'augmenter jusqu'à la catastrophe finale.

C'est ainsi, et pour ces causes, que le traitement *simplement hygiénique, ou traitement par les reconstituants,* est insuffisant. L'organisme a perdu sa souplesse ; il se trouve trop altéré pour pouvoir s'assimiler les matériaux rénovateurs. Aussi ne se produit-il que de fugitives améliorations, à la merci d'un courant d'air, d'un changement de température ou d'une fatigue quelconque.

* *

Si le *traitement par l'hygiène et les reconstituants* pèche par son insuffisance, le *traitement par l'attaque directe du bacille* pèche, à la fois, *par son insuffisance* et *par ses dangers de nocivité.*

Car non seulement il ne remédie en rien à la faiblesse inhérente au sujet, ni à celle qui résulte du mal causé par le bacille ; mais, au contraire, il y a lieu de craindre que son emploi n'ajoute une troisième cause de délabrement à celles qui existent déjà. Et il est facile de le prouver :

Si, en effet, les antidotes (créosote et autres substances analogues) sont administrés *par les voies digestives,* ils risquent de détruire l'estomac, c'est-à-dire la dernière ressource et l'espoir suprême du relèvement des forces chez les tuberculeux.

Si, au contraire, ces antidotes ou les sérums immunisants-microbicides plus ou moins scientifiquement préparés sont administrés *par injections*, alors il y a deux cas à envisager :

PREMIER CAS : — Ou bien ils seront très énergiques et foudroieront le bacille ; mais alors la violence même de leur action pourra provoquer, sur l'organisme épuisé du malade, un dangereux choc en retour. De retentissants exemples sont là pour le prouver.

DEUXIÈME CAS : — Ou bien, étant moins énergiques, ils devront être renouvelés plus souvent. Or, dans ce cas, les injections seront de moins en moins actives, par suite de l'accoutumance, jusqu'au point de ne plus produire d'effet. Et c'est ainsi que, par des éliminations trop multipliées, on risquera d'user le fonctionnement des cellules sous-cutanées, et d'endommager encore, et sans profit, un organisme déjà si altéré sur d'autres points.

Donc, admirable dans le traitement des infections aiguës, où elle guérit par cela seul qu'elle détruit le bacille — cause directe et unique du mal — la sérumthérapie est inefficace lorsqu'il s'agit d'une maladie complexe, comme la Tuberculose.

Pour toutes ces causes, le traitement qui ne vise que l'expulsion ou la destruction du bacille de la tuberculose, autrement dit le *traitement immunisant et microbicide* est insuffisant, et peut même être considéré comme *dangereux*.

*
* *

Le traitement qui triomphera de la Tuberculose pulmonaire ne sera donc ni *uniquement hygiénique* ni *uniquement anti-microbien*. Ce sera un traitement mixte, qui mènera de front et la réfection du tempérament et l'extinction du bacille tuberculeux. Mais, d'une part, il devra faire usage de reconstituants plus

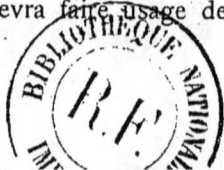

puissants que ceux actuellement employés, ou tout au moins ajouter à ceux-ci d'autres reconstituants qui en doubleront la potentialité et l'énergie. D'autre part, en même temps qu'il entreprendra cette œuvre de réfection, il devra prendre le bacille corps à corps et le détruire, mais sans employer à cette tâche aucune substance capable de causer la moindre fatigue à l'organisme du malade, lequel doit être ménagé avec un soin scrupuleux. Comment le relèverait-on si on le détruisait ? Ce traitement devra donc unir les propriétés fortifiantes aux propriétés médicatrices ; c'est-à-dire que tout en doublant l'énergie du phagocyte, — *antagonisme biologique* du bacille, — il devra, en même temps, agir directement sur ce bacille par la voie d'*antidotisme chimique*. Pris entre ces deux forces, le mal devra capituler, toutes les fois que l'organisme ne sera pas arrivé à un état de délabrement incompatible avec le fonctionnement de la vie.

Ce traitement est-il possible ? est-il pratique ? Oui ! et dans des conditions qui, d'un jour à l'autre, le rendront applicable partout et par tous, puisque c'est la nature qui en fournit tous les éléments et qui suffit presque à en faire tous les frais.

II

Les savants connaissent les curieux effets que la lumière colorée produit sur la végétation. Les plantes cultivées sous verres colorés prennent, sous l'action de certaines couleurs, un rapide et presque stupéfiant développement. Sous l'action d'autres couleurs, elles s'étiolent, dépérissent et meurent.

Mais ce n'est point seulement sur les plantes que la lumière colorée produit ces surprenants effets. Si l'on soumet les animaux à son influence, on constate également des différences considérables de vitalité et de force, selon les diverses couleurs des verres. Certaines couleurs procurent aux êtres vivants soumis à leur action la plénitude et l'exubérance de la vie. D'autres, au contraire, exercent une régression vitale qui peut aller jusqu'à la mort.

A ces propriétés vivifiantes, les rayons du spectre en unissent d'autres non moins remarquables. Si l'on soumet, par exemple, des cultures microbiennes à l'action de verres colorés, on constatera que certaines couleurs favorisent la prodigieuse fécondité des bacilles. D'autres, au contraire, non seulement arrêtent cette fécondité, mais détruisent les bacilles qui se trouvent sous leur influence. Le bacille de Koch est un des plus sensibles à cette action microbicide.

Ces expériences sont à la portée de tout le monde. Aussi est-il facile à chacun de les faire et d'en constater les surprenants résultats.

Il est donc *scientifique* de reconnaître que la lumière colorée exerce sur les corps et les êtres organisés une action prépondérante, et que certaines couleurs possèdent un dynamisme vitaliste d'une puissance exceptionnelle.

Il est également *scientifique* de reconnaître que la lumière colorée a une action bactéricide considérable.

* * *

La lumière colorée met donc à la disposition de la science :

1° Une source *d'énergie* vitale incomparable et dont les réserves sont illimitées ;

2° Un *antidotisme bactéricide* d'une efficacité absolue, et dont l'emploi ne peut inspirer aucune appréhension ni faire courir aucun danger.

Or, il se trouve que ces propriétés, particulières à certains rayons spectraux, sont précisément celles que postule le traitement rationnel et scientifique de la Tuberculose. En effet, pour être efficace et guérir les tuberculeux, ce traitement doit : d'une part, " leur donner des forces nouvelles et relever leur organisme " [1] (école de l'hygiène) ; d'autre part, et par voie de conséquence, chasser ou détruire le bacille dont les ravages empêchent précisément ces forces de revenir et cet organisme de se relever (école d'expulsion ou de destruction du bacille).

Et je dis que si un malade tuberculeux est soumis à l'action prolongée de ces rayons à la fois si puissamment vivifiants et si puissamment bactéricides, ce malade, s'il n'est que tuberculeux, guérira toutes les fois que les lésions subies par lui ne seront pas arrivées à un degré où, les organes étant détruits, le fonctionnement de la vie ne peut plus être espéré.

*
* *

Cette action fortifiante et médicatrice de la lumière solaire colorée ne surprendra pas les savants, puisqu'ils reconnaissent unanimement que le soleil est l'agent de toute vie sur notre globe. En demandant directement au soleil les effluves créatrices et conservatrices de la vie, on ne fait donc que lui emprunter précisément ce que les savants s'accordent tous à reconnaître qu'il possède.

On demandera pourquoi employer, dans le traitement de la Tuberculose, seulement certains rayons du spectre solaire et non point la lumière complète du soleil. Il sera facile de répondre que cette lumière complète répond à l'état complet de la santé chez les êtres vivants, état qui n'existe plus lorsque la santé se trouve altérée.

D'où il résulte que, pour rétablir l'équilibre, il devient obligatoire de fournir spécialement au malade les éléments

[1] Rapport général de MM. les docteurs Grancher et Thoïnot.

fortifiants et médicateurs que tous les savants reconnaissent nécessaires au traitement curatif des tuberculeux. Ces éléments, certains rayons du spectre solaire les possèdent; il faut donc les leur emprunter dans toute leur puissance et leur efficacité. Pour cela, il s'impose, dès lors, d'isoler les rayons qui les véhiculent, afin de les soustraire à l'influence des autres rayons solaires dont les propriétés sont différentes ou même contraires. Les verres colorés opèrent cet isolement, et permettent de n'employer que les rayons dont on veut utiliser les propriétés.

Les expériences dont il est parlé plus haut démontrent, d'ailleurs, péremptoirement, combien les divers rayons du spectre, agissent différemment, selon qu'ils sont isolés, ou bien qu'ils se trouvent réunis aux autres rayons de la lumière solaire complète. Si, en effet, on représente par — 10 — la croissance des plantes cultivées à la lumière complète du soleil, ce chiffre s'élèvera jusqu'à — 15 1/2 — pour les plantes cultivées sous verres violets au manganèse ou sous verres orangés-bichromatés. D'autre part, il descendra à — 1 — pour les verres verts au protoxyde de fer.

*
* *

Si l'emploi d'un rayon isolé produit un afflux vital plus énergique que celui auquel atteindrait l'emploi de la lumière solaire complète, de même, — au point de vue de l'effet microbicide à produire sur le bacille qui ravage les poumons des tuberculeux, — c'est en employant seulement une petite bande de deux rayons du spectre, qu'on arrivera à affaiblir le bacille, à le chasser ou à le détruire.

Certes, la lumière solaire complète, dans l'éblouissante synthèse de ses sept rayons, a une puissante action désinfectante et microbicide. Mais ses effets ne se produisent que sur les corps exposés directement à l'éclat du soleil. La lumière diffuse ne possède aucune de ces propriétés microbicides. Au contraire ; elle favorise le développement et le pullulement des bacilles, lesquels — d'après les savants — demandent, pour prospérer, à être *culturés* "à l'ombre". Or, la lumière solaire directe, quelle que soit son ardeur au dehors, n'arrive jamais aux poumons qu'à l'état de lumière pâle, de lumière d'ombre, c'est-à-dire sans action bactéricide aucune.

Tout autre est le cas de lumière colorée (bleu-violet). C'est sa coloration qui constitue sa toxicité à l'égard du bacille Or, l'air coloré aspiré par le malade conserve sa coloration jusque dans les poumons. Il se comporte comme l'eau des fontaines lumineuses, laquelle garde sa coloration plusieurs instants après l'avoir reçue. Le malade respire un air coloré antibacillaire ; ses poumons s'en imprègnent et deviennent ainsi un habitat incompatible avec la présence du bacille, lequel doit, dès lors, partir ou périr.

* *
*

En résumé, la Tuberculose pulmonaire, chez l'homme, demande pour être vaincue :

1° *Un traitement* **complexe;** cette maladie étant une maladie **complexe.** Or, le traitement par la lumière colorée répond au plus haut point, ainsi qu'on a pu le voir, à cette condition, puisqu'il s'attaque aux deux éléments de la Tuberculose, et neutralise ainsi jusqu'à la *prédisposition* qui précède l'éclosion de la maladie.

2° *Un traitement* **lent;** cette maladie étant une maladie **lente** qui, d'après d'éminents spécialistes, ne peut guérir que par des remèdes à action prolongée. Le traitement par la lumière colorée répond merveilleusement à ce desideratum.

3° *Un traitement qui* **conserve au malade tous les organes dont le bon fonctionnement est une condition essentielle** *de sa guérison.* Le traitement par les rayons solaires, non seulement respecte ces organes, mais les réveille et les vivifie, en les faisant participer au relèvement des forces qu'il produit dans le tempérament.

On peut même ajouter, — les savants s'accordant à reconnaître que c'est la nature toute seule qui guérit le plus grand nombre des tuberculeux, — on pent ajouter, dis-je, *qu'il faut un traitement naturel.* Or, le traitement par la lumière colorée est dans ce cas, puisque, empruntant ses énergies, ses forces et ses spécifiques à la seule nature « qui guérit le plus grand nombre des tuberculeux, » il a des raisons de prétendre qu'il saura obliger cette même nature à les guérir désormais tous.

*
* *

C'est parce qu'il réunit toutes ces conditions ; parce qu'il s'adapte d'une façon merveilleuse à la maladie qui nous occupe ; et enfin, parce qu'il répond à tous les *postulata* demandés par les savants pour triompher de l'horrible mal, que le traitement par la lumière colorée représente, dans son intégralité, la synthèse curative de la Tuberculose pulmonaire.

Et c'est par l'effet de ce traitement, que la maladie qui détruit, chaque année, rien qu'en Europe, plus de deux millions d'existences, disparaîtra du livre de douleur de l'humanité.

*
* *

Bien d'autres maladies trouveront dans ce que j'appellerai l'*Héliothérapie* — le secret de leur guérison, puisque, de l'avis unanime des savants, le soleil est, directement ou indirectement, l'unique source de tous les phénomènes chimiques qui produisent la vie sur notre planète.

Or, c'est à sa sortie du soleil, le flamboyant et prodigieux alambic où se prépare la *vie* qui vient ensuite animer notre

globe, que l'homme doit capter cette force créatrice et rénova-
trice encore vierge, s'en emparer, la maitriser, pour arriver à
commander à la matière vivante, à lui imposer ses volontés et
à la modeler, en quelque sorte plastiquement, selon toutes les
formes et façons qu'il voudra. Cela se fera ; nous le verrons ; et
d'autant plus prochainement que l'homme a aujourd'hui, avec
la volonté de le faire, la science et la méthode pour le faire.

III

Les propriétés curatives de la lumière solaire étant établies
et la doctrine de cette méthode thérapeutique étant posée,
quelle sera la mise en œuvre pour leur application à la guérison
des tuberculeux ? Car il ne faut pas croire que, du soir au
lendemain, on va guérir immédiatement ceux-ci, rien qu'en
les enfermant dans des appartements dont les fenêtres auront
des vitres orangées, violettes ou bleues. Il y a autre chose à
faire ; et ceci n'est point simplement l'œuvre de constructeurs
de serres, mais l'œuvre de chercheurs, de médecins, de savants.
Et l'objet du présent mémoire est précisément de les engager
à travailler dans cette voie.

Il importe de dire que les expériences ne devront point
être faites sur des animaux chez qui la Tuberculose inoculée
est entièrement différente de ce qu'elle est chez l'homme. Chez
les cobayes, lapins, etc., c'est une maladie simple, sans prédisposition, qui n'est pas subordonnée à un état de faiblesse
préalable, enfin très rapide dans son évolution. Or, chez
l'homme, tous les caractères de la Tuberculose sont différents ;
en réalité, les deux maladies n'ont de commun que le bacille.
A les traiter par la même méthode on risquerait de ne pas
aboutir.

Les savants devront étudier, une à une, les propriétés spéciales à chacun des rayons solaires ; grouper ensuite ces rayons, par séries de deux ou trois, pour connaître les effets de leur pénétration réciproque ; procéder à la fois analytiquement et synthétiquement, au fur et à mesure que les phénomènes se produiront. En même temps, ils auront à étudier les effets de chaque rayon sur les verres, selon les sels minéraux qui produisent leur coloration et qui, lorsqu'ils sont différents, produisent des résultats différents, bien que cependant la couleur soit la même. Ce sont des recherches absorbantes, peut-être longues, certainement coûteuses, mais à coup sûr intéressantes ; et cela aussi bien par les surprises qui se produiront, et qui émerveilleront l'expérimentateur, que par le but si noble et si grand qu'il assignera à ses expériences : travailler à la libération de millions d'êtres humains, aujourd'hui condamnés presque irrévocablement à mourir et qui, demain, se relèveront affranchis et guéris.

*
* *

L'objet de ce mémoire ne va pas au-delà de ces quelques recommandations. La méthode à suivre pour l'emploi de la lumière colorée fera, si l'Académie des Sciences croit y trouver quelque intérêt et quelque utilité, le sujet d'un mémoire ultérieur.

Nice, 13 Mai 1897.

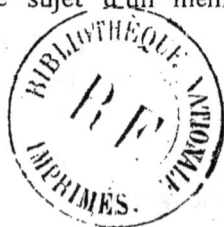

Nice. — Imp. Malvano, 1, rue Garnier.

240

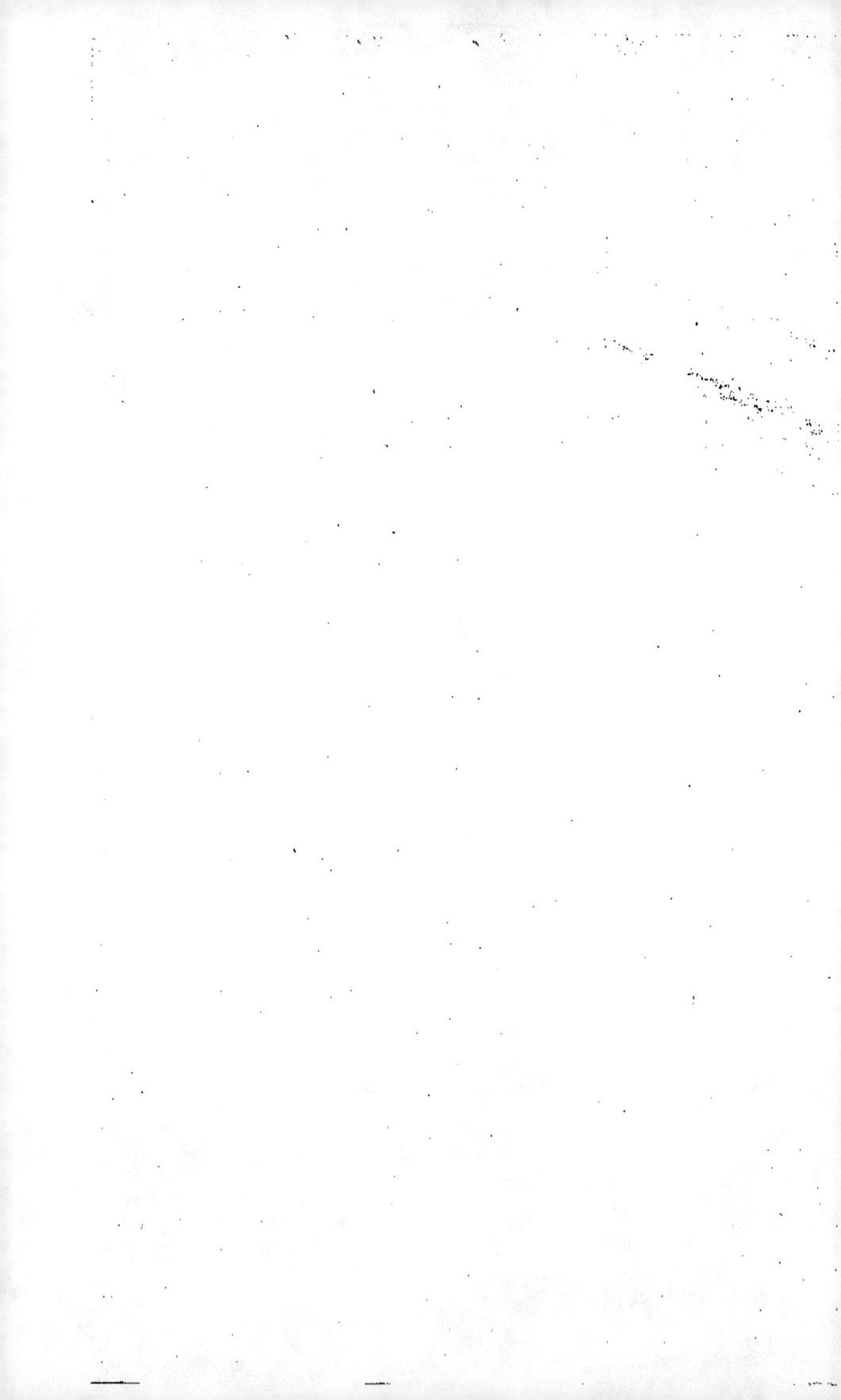